LES EAUX DE BARÉGES

SONT SÉDATIVES DE LA CIRCULATION ;

Par le Dʳ ARMIEUX.

1868

Extrait de la Revue médicale de Toulouse,

Mars, 1868.

LES EAUX DE BARÉGES

SONT SÉDATIVES DE LA CIRCULATION.

Depuis que je m'occupe des eaux minérales , je me suis convaincu qu'il y a, à leur sujet, une foule d'assertions hasardées, qui réclament une révision complète, et qu'il est temps enfin de sortir du cycle d'empirisme dans lequel on tourne depuis tant de siècles.

J'ai pensé que la lumière se ferait peu à peu jour sur les questions obscures de la thérapeutique hydro-minérale, dès qu'on les soumettrait à l'expérimentation rigoureuse dont la science moderne nous fournit les données et les moyens.

Je n'aborderai aujourd'hui qu'une seule de ces questions, mais elle est capitale. Il s'agit de savoir si les eaux thermales sulfureuses sont ou ne sont pas excitantes. Chacun est persuadé que c'est là une recherche inutile, qu'il est bien avéré que ces eaux sont excitantes, et que l'on ne saurait expliquer, d'une manière satisfaisante, leurs effets que par cette stimulation.

Telle est la théorie classique, vulgaire, de leur action sur l'économie et sur les diverses affections chroniques. Il n'en est rien pourtant, et c'est là une appréciation qui doit disparaître, parce que les faits la contredisent formellement.

Avant tout, je dois exposer mes recherches, elles serviront de base aux déductions pratiques que j'essaierai d'en tirer.

Les expériences auxquelles je me suis livré, en 1867, à

Baréges, ont porté sur *cent* malades en traitement à l'hôpital militaire, elles sont résumées dans le tableau suivant :

Tableau des modifications du pouls pendant le traitement thermo-sulfureux de Baréges.

N° D'ORDRE.	MALADIES.	AGE.	TEMPÉRA-MENT.	CURE THERMALE.			NOMBRE DE PULSATIONS,					
				Bains.	Douches.	Boisson.	Date,	Pulsat.	Date.	Pulsat.	Date.	Pulsat.
1	Dartre.	30	Lymph. sang.	Piscine.		2 à 4 verr.	2 juin.	46	12 juin.	56	29 juin.	44
2	Rhumatisme.	38	Mixte.	»	Douches.	»	3 »	60	»	70	4 juillet.	64
3	Dartres.	38	Lymphatique.	»	»	»	»	60	»	46	25 juin.	66
4	Coup de feu.	25	Mixte.	»	»	»	»	63	»	52	4 juillet.	56
5	Dartre.	32	Lymphatique.	»		»	4 »	76	»	68	4 juillet.	64
6	Rhumatisme.	45	Id.	»	Douches.	»	»	70	»	60	29 juin.	70
7	Id.	34	Lymphat. bil.	»	»	»	2 »	63	»	50	5 juillet.	48
8	Coup de feu.	47	Mixte.	»	»	»	»	68	»	52	26 juin.	76
9	Rhumatisme.	15	Nerveux.	»		»	»	72	z	70	»	»
10	Id,	38	Lymphatique	»	Douches.	»	»	80	»	44	1er juillet.	54
11	Id.	37	Mixte.	»	»	»	4 »	70	»	68	5 juillet.	60
12	Id.	50	Lymph. sang	»	»	»	2 »	67	»	66	2 juin.	80
13	Dartre.	42	Id.	»		»	»	64	»	70	1er juillet.	72
14	Entorse.	48	Lymph nerv.	»	Douches.	»	»	64	»	56	25 juillet.	54
15	Fracture.	56	Sanguin.	»	»	»	»	68	»	74	24 juin.	74
16	Dartre.	31	Lymph. sang.	Dassieu.	»	»	»	72	»	80	24 juin.	64
17	Sciatique.	18	Mixte	Piscine.	Douches	»	»	65	»	82	27 juin.	64
18	Coup de feu.	39	Id.	»	»	»	»	66	»	55	»	»
19	Entorse.	25	Lymphatique.	»	»	»	»	60	»	68	1er juillet.	72
20	Fracture.	25	Lymph. sang.	»	»	»	»	70	»	60	2 juillet.	52
21	Rhumatisme	26	Lymphatique.	»	»	»	»	76	»	88	29 juin.	70
22	Id.	54	Lymph. sang.	»	»	»	»	70	»	60	1er juillet.	56
23	Id.	40	Sanguin.	»	Douches.	»	»	60	»	62	»	»
24	Sciatique.	32	Lymph nerv.	»	»	»	»	75	»	82	3 juillet.	76
25	Fracture.	43	Lymph. sang.	»	»	»	»	80	»	57	5 juillet.	66
26	Lumbago.	35	Id.	»	»	»	»	70	»	80	24 juin.	62
27	Rhumatisme.	47	Bilieux nerv.	»	»	»	»	64	»	64	9 juillet.	64
28	Sciatique.	46	Lymph. nerv.	»	»	»	»	70	»	72	9 juillet.	80
29	Syphilides.	42	Lymphatique.	»	»	»	12 juill.	50	27 juill.	60	12 août.	44
30	Rhumatisme.	51	Sanguin.	»	»	»	»	60	»	52	»	»
31	Syphilides.	46	Id.	»	»	»	»	55	»	44	13 août.	43
32	Sciatique.	32	Mixte.	»	»	»	10 juill.	60	»	56	18 août.	66

N° D'ORDRE.	MALADIES.	ÂGE.	TEMPÉRA- MENT.	CURE THERMALE.			NOMBRE DE PULSATIONS.					
				Bains.	Douches.	Boisson.	Date.	Pulsat.	Date.	Pulsat.	DATE.	Pulsat.
33	Rhumatisme	24	Bilieux nerv.	Piscine	Douches.	2 à 4 verr.	10 juill.	70	27 juill.	48	18 août.	56
34	Sciatique.	23	Sanguin.	»	»	»	»	68	»	54	»	55
35	Lumbago.	45	Lymphatique	»	»	»	9 »	56	»	54	»	70
36	Rhumatisme.	34	Id.	»	Douches	»	10 »	56	52 juill.	50	11 (céph.)	48
37	Eczéma.	51	Sanguin.	»	»	»	11 »	78	27 »	90	11 août.	56
38	Ecthyma.	27	Lymphat. bil.	»		»	12 »	84	»	54	10 »	46
39	Rhumatisme.	47	Bilieux nerv.	»		»	11 »	56	»	49	11 »	56
40	Entorse.	51	Sanguin.	»	Douches	»	12 »	70	»	56	9 »	66
41	Psoriasis.	57	Lymphatique.	»		»	12 »	64	»	56	12 »	58
42	Arthrite.	45	Sanguin.	»	Douches	»	11 »	76	»	52	11 »	6.
43	Fracture.	39	Lymphat. bil.	»	»	»	11 »	52	»	44	10 »	60
44	Rhumatisme.	47	Bilieux nerv.	»	»	»	9 juin.	64	»	64	11 »	64
45	Psoriasis.	55	Lymph. sang.	»		»	11 juill.	65	12 juin.	60	9 juillet.	63
46	Rhumatisme.	52	Nerveux.	»	Douches	»	11 »	66	27 juill.	56	12 août.	44
47	Adénite cerv	50	Lymphatique.	»		»	10 »	66	»	5.	10 »	
48	Ecthyma.	52	Lymph. sang.	»		»	11 »	80	»	50		
49	Rhumatisme	52	Nerveux.	»		»	11 »	66	»	50	10 août.	50
50	Adénite cerv	21	Bilieux nerv.	»		»	11 »	70	»	36	12 »	70
51	Sciatique.	27	Lymphatique.	»	Douches	»	11 »	78	»	130	»	8
52	Eczéma.	41	Lymph. sang.	»		»	9 »	70	»	70	»	7.
53	Rhumatisme.	44	Lymphat. bil.	Bain du Fond.		»	11 »	80	»	69		
54	Arthr. traum	47	Mixte.	Piscine.		»	12 »	60	»	62		
55	Rhumatisme.	42	Lymphatique.	»	Douches	»	12 »	78	»	80	10 août.	6.
56	Id.	0	Sanguin.	»	»	»	12 »	70	»	62	13 »	5.
57	Hydarthrose.	48	Lymphatique.	»	»	»	10 »	84	»	62	12 »	7.
58	Rhumatisme.	45	Lymph. sang	»		»	10 »	52	»	50	9 »	7.
59	Id.	44	Sanguin.	»		»	10 »	88	»	50	»	
60	Psoriasis.	39	Lymphatique.	»		»	12 »	80	»	54	12 »	6.
61	Sciatique.	41	Lymph. nerv.	»	Douches	»	11 »	70	»	48	10 »	8.
62	Rhumatisme	45	Bilieux sang.	»	»	»	11 »	62	»	58	»	8.
63	Purpura.	46	Lymph. sang.	»		»	11 »	84	»	68	»	76
64	Sciatique.	58	Lymphatique.	»	Douches	»	10 »	80	»	60	14 »	80
65	Rhumatisme.	47	Mixte.	»	»	»	10 »	68	1er août.	52	10 »	6
66	Coup de feu.	39	Lymphatique.	»		»	11 »	52	»	50	»	6.
67	Fracture.	24	Id.	»	Douches	»	10 »	68	28 juill.	30	11 »	42
68	Id.	25	Mixte.	»	»	»	10 »	84	1er août.	60	»	46
69	Paraplégie.	42	Id.	»	»	»	2 juin.	56	12 juin.	66	28 juillet.	60

N° D'ORDRE.	MALADIES.	AGE.	TEMPÉRA-MENT.	CURE THERMALE.			NOMBRE DE PULSATIONS.					
				Bains.	Douches	Boisson.	Date.	Pulsat.	Date.	Pulsat.	Date.	Pulsat.
70	Fracture.	40	Sanguin.	Piscine.	Douches.	2 à 4 verr.	10 juill.	85	28 juill.	84	10 août.	64
71	Syphilides.			»		»	20 août.	80	9 sept.	60	17 sept.	80
72	Rhumatisme.			»	Douches	»	22 »	76	»	56	»	56
73	Eczéma.			»		»	23 »	58	»	64	»	54
74	Id.			»		»	21 »	72	»	44	»	50
75	Cicatrices.			»		»	21 »	56	»	58	»	62
76	Rhumatisme.			»	Douches	»	21 »	80	»	60	»	70
77	Id.			»		»	21 »	56	»	66	»	
78	Eczéma.			»		»	21 »	60	»	50	»	54
79	Rhumatisme.			»		»	20 »	70	»	46	»	50
80	Id.			»	Douches	»	20 »	60	»	48	»	50
81	Cicatrices.			»		»	20 »	66	»	56	»	54
82	Rhumatisme.			»	Douches	»	20 »	52	»	50	»	54
83	Cicatrices.			»		»	20 »	60	»	60	»	58
84	Ecthyma.			»	Douches	»	20 »	64	»	50	»	50
85	Icthyose.			»		»	20 »	62	»	66	»	64
86	Entorse.			»	Douches	»	20 »	68	»	50	»	50
87	Sciatique.			»	»	»	20 »	68	»	34	»	62
88	Eczéma.			»		»	20 »	64	»	50	»	61
89	Rhumatisme.			»	Douches	»	21 »	76	»	64	»	50
90	Cicatrices.			»	»	»	21 »	76	»	54	»	52
91	Arthr. traum.			»	»	Boisson.	21 »	70	»	54	»	62
92	Rhumatisme.			»	»	»	21 »	64	»	70	»	60
93	Id.			»	»	»	21 »	62	»	54	»	70
94	Id.			»	»	»	21 »	80	»	60	»	54
95	Cicatrices.			B° neuf.		»	21 »	56	»	70	»	50
96	Rhumatisme.			Piscine.	Douches	Boisson.	22 août.	64	»	48	»	58
97	Anémie.			»	»		26 »	68	»	68	»	62
98	Sciatique.			»	»	Boisson.	10 juill.	83	28 jvill.	60	14 août.	80
99	Fracture.			»	»	»	15 août.	70	11 sept.	64	20 sept.	54
100	Rhumatisme.			»	»	»	15 »	80	9 »	80	»	50

Moyennes... 66,50 avant le 1ᵉʳ bain.   59,83 après le 15ᵉ bain.   58,68 apr. le 50ᵉ bain.

D'après ce tableau, on voit que l'état du pouls a été étudié sur des sujets atteints d'affections légères, qui ne pouvaient en rien influencer le rythme circulatoire. J'ai choisi, à cet effet, des dermatoses ou des douleurs rhumatismales sans réaction générale. L'âge et le tempérament des malades indiquent des hommes robustes, dans la force de leur développement physique, presque tous sous-officiers ou gendarmes, c'est-à-dire intelligents et pouvant rendre compte de leurs sensations. Tous ceux qui présentaient des symptômes graves ont été écartés ; lorsqu'il est survenu des accidents, dus à l'influence des eaux ou du climat, on a cessé les expériences. Enfin toutes les précautions ont été prises pour qu'il n'y ait pas d'erreurs, et pour se mettre à l'abri des objections.

La plupart de nos malades prenaient un bain de piscine tous les jours, à une température fixe de 35 à 36° centigrades, dans une atmosphère de 30°. Ils y restaient trois-quarts d'heure, dans des conditions capables de procurer la plus grande somme d'excitation qu'on puisse éprouver par les eaux de Baréges, réputées si excitantes.

Un grand nombre de sujets soumis à nos expériences prenaient tous les jours, ou tous les deux jours, une douche ; et l'on sait la puissance de ce moyen balnéatoire dans notre station thermale.

Ils buvaient trois ou quatre verres d'eau minérale par jour, ce qui est la dose maximum qu'on peut prescrire à Baréges.

Voilà donc une série de baigneurs, n'ayant aucune maladie inflammatoire, doués d'une constitution robuste, dans la force de l'âge, et soumis au summum de la thérapeutique thermale, qui doivent offrir le spectacle de tous les degrés d'excitation générale attribuée à nos eaux.

Il n'en est rien pourtant, et j'avoue que la constance, en sens inverse, des effets produits, leur caractère très-prononcé de sédation, m'ont vivement impressionné, ainsi que les personnes qui en ont été témoins.

Chaque malade a donné lieu à trois observations : on pre-

naît note du pouls une première fois avant de commencer la
cure thermale, le lendemain de l'arrivée à Baréges ; le pouls
était consulté après le quinzième bain, et une troisième fois
après le trentième ; de façon à avoir une évaluation des résultats produits pendant une cure ordinaire d'un mois.

D'autres observations ont été prolongées davantage : d'autres fois on a suivi le pouls jour par jour, pour étudier la
marche progressive et les oscillations du mouvement circulatoire sous l'influence de la médication thermo-minérale.

Le pouls était consulté au lit, le malade allongé, à jeun,
ordinairement le matin, au réveil, c'est-à-dire environ vingt
heures après le bain et huit heures après la douche. Ceci est
très-important et explique peut-être les divergences qui exis-
tent entre mes expériences et celles recueillies par d'autres
observateurs qui étudiaient le pouls pendant le bain ou immédiatement après.

Aucun de nos malades ne prenait de médicaments, et ils
étaient tous soumis à un régime alimentaire tonique et forti-
fiant.

Sans entrer dans les détails de chaque expérience, je donnerai les moyennes obtenues en additionnant les chiffres four-
nis par chacune des observations et divisant par leur nombre
total.

La moyenne des pulsations, avant la cure, a été de 66,50 à
la minute. Les divers états du pouls étaient très-variés chez
nos malades. Le nombre des battements oscillait entre 50 et
85 et même, exceptionnellement, j'ai noté un pouls à 46 et un
autre à 91, sans maladie ou émotion qui pût expliquer ces
nombres anormaux.

A la seconde observation, quinze jours après la première,
le pouls avait acquis un ralentissement remarquable chez la
plupart des malades; 27 seulement présentaient une augmen-
tation ou un état stationnaire du nombre des pulsations ; sur
73, le pouls avait diminué d'ampleur et de fréquence, il était
devenu mou, dépressible, conservant un rythme régulier. Les
battements du cœur étaient faibles, ralentis, sans bruits pathologiques.

(9)

Si l'on calcule sur l'ensemble des malades, on a une moyenne générale de 59,83 pulsations, au lieu de 66,50, c'est donc une différence en moins de 6,67 pulsations par malade. Mais si l'on ne tient compte que des cas que j'appellerai réguliers, faisant abstraction de ceux qui paraissent anormaux, l'on trouve que le pouls a diminué, au bout de quinze bains, de 13,64 pulsations en moyenne, ce qui est énorme, surtout quand on remarque que si certaines dépressions ne sont que de 2 ou 3 pulsations, dans bien des cas elles sont de 10, de 15, de 20 et même de 28 ou de 30 !

Il n'y a donc pas de doute à avoir sur une action aussi prononcée, elle est évidente, incontestable dans les trois-quarts des cas. Elle est la règle, les autres modifications étant l'exception ; ce qui devient plus évident encore, si nous continuons notre analyse des expériences.

En effet, plusieurs des cas dans lesquels le pouls semblait avoir augmenté après les premiers bains, ont ensuite offert une diminution dans les battements artériels : de façon que, dans la troisième série des expériences, nous ne trouvons plus que 20 sujets chez lesquels le pouls ait été plus fréquent, les 80 autres ayant subi un abaissement définitif sur le mouvement initial, c'est-à-dire les 4/5, 1/5 restant ou paraissant réfractaire à l'action dépressive des eaux.

Cependant il faut observer qu'en général le pouls se relève vers la fin de la cure et devient plus fréquent, *sans atteindre jamais le rythme initial.*

De façon que, dans la majorité des cas, on voit la circulation se ralentir régulièrement jusqu'au vingtième bain, puis se ranimer un peu jusqu'au trente-cinquième, limite ordinaire du traitement.

Pour le prouver, je donnerai les détails d'une expérience dans laquelle on peut suivre les oscillations du pouls, telles qu'elles se sont présentées dans le plus grand nombre des cas.

X..., vingt-cinq ans, maréchal-des-logis de cavalerie. Tempérament lymphatique-nerveux. Constitution moyenne. Atteint d'anémie, suite d'un long séjour au Mexique, où il a eu les fièvres et la dyssenterie.

35 bains de piscine, 2 verres d'eau minérale par jour.

Après 38 jours de traitement, amélioration des forces et de l'état général.

Etat du pouls observé pendant la cure :

Le 17 août 1867.		60 pulsations.	20 heures avant le 1er bain.	
18	id.	60	id.	20 heures après le 1er bain.
20	id.	56	id.	id. 3e
21	id.	54	id.	id. 4e
22	id.	56	id.	id. 5e
23	id.	52	id.	id. 6e
24	id.	48	id.	id. 7e
25	id.	52	id.	id. 8e
26	id.	50	id.	id. 9e
27	id.	48	id.	id. 10e
31	id.	56	id.	id. 13e
2 septembre		44	id.	id. 15e
4	id.	46	id.	id. 17e
6	id.	44	id.	id. 19e
8	id.	52	id.	id. 21e
11	id.	54	id.	id. 24e
14	id.	46	id.	id. 27e
17	id.	50	id.	id. 30e
22	id.	50	id.	id. 35e

Il est facile de voir que le pouls, battant normalement 60 pulsations au début de la cure, est descendu graduellement à 44 pulsations du quinzième au vingtième bain, puisqu'il s'est relevé légèrement pour atteindre 50 pulsations au trentième bain et jusqu'à la fin de la cure.

Les faits que je viens d'établir sont très importants. Serait-il légitime d'en tirer immédiatement des déductions théoriques et pratiques? Je ne le crois pas. Ce serait là une entreprise prématurée. La science doit marcher avec prudence et réserve dans les sentiers nouveaux où elle craint de s'égarer.

Cependant je crois devoir faire quelques réflexions que je livre à l'appréciation de nos hydrologues.

Tous les expérimentateurs jusqu'à présent étaient d'accord sur ce point que l'usage des eaux sulfureuses accélère le mouvement de la circulation. « Les eaux de Baréges, dit M. Carrière, cité par Astrié, activent la circulation ; après quinze bains, et même plutôt, le pouls, au lieu de battre 60 fois par minute, donne 80 ou 90 pulsations. A Ax, à Cauterets, à Luchon, tous les observateurs notent des résultats analogues d'excitation vasculaire, et d'accélération hémostatique. »

Cependant, je ne suis pas le premier qui ait eu l'idée de s'inscrire en faux contre la théorie de l'excitation des eaux sulfureuses. M. Lambron a écrit dans ses ouvrages et proclamé plusieurs fois que les eaux sulfureuses étaient sédatives de la circulation et excitantes du système nerveux ; effet comparable à celui de certains aliments et médicaments (café, sulfate de quinine). Cette distinction m'avait frappé. J'ai tenu à la vérifier ; elle est de la plus grande exactitude, et est appelée à réformer complétement nos idées sur l'action des eaux thermales et sur leur manière de modifier les organismes malades.

Le docteur Gigot-Suard, dans ses laborieuses et savantes études sur Cauterets, a recherché quelle était l'action physiologique des eaux sur la circulation. Il n'est pas arrivé aux mêmes conclusions que moi ; il est vrai que nous n'avons pas expérimenté de la même façon ; il a étudié le pouls pendant et après le bain, je me suis attaché à observer ses variations au moment le plus éloigné possible du bain, c'est-à-dire lorsque l'organisme au repos trahissait l'effet consécutif, réel, permanent de l'action dynamique des eaux.

Des expériences reprises dans les mêmes conditions feront sans doute voir, dans nos principaux établissements des Pyrénées, une identité d'action des bains sulfureux pris à la limite thermique, voisine de la chaleur animale, c'est-à-dire à 35, 36 ou 37 degrés centigrades. Au-delà sont les bains très-chauds, au-dessous sont les bains frais, les uns et les autres peuvent avoir une action différente que je me propose de vérifier à Baréges,

Il est d'autres expérimentateurs qui ont également admis l'action hyposthénisante des eaux sulfureuses.

A Enghien, M. P. Boulard indique les phénomènes physiologiques suivants : agitation nocturne, *sans accélération* des mouvements du cœur ; action *sédative* sur les organes de la circulation. Contrairement à l'opinion générale, M. Boulard affirme que les bains d'Enghien, à 34 degrés, ralentissent et régularisent les mouvements du cœur, même dans les cas d'affections organiques. J'ai observé des faits semblables à Barèges.

M. V. Gerdy a observé à Uriage, une *dépression* notable de la circulation, une diminution du pouls et des battements du cœur. Dans ses expériences il a compté, en moyenne, 8 ou 10 pulsations au-dessous de l'état normal, le ralentissement de la respiration accompagnait aussi l'abaissement du pouls. M. Doyon, dit, au sujet des mêmes eaux, qu'elles sont toniques et fortifiantes, l'action musculaire semble augmentée, en même temps on éprouve une sédation générale; à haute dose, elles excitent le système nerveux et peuvent déterminer des accidents congestifs plus ou moins graves. (*Union médicale*, 17 octobre 1867; *Visite aux eaux d'Uriage*, par le docteur Fauconneau-Dufresne).

A Allevart, M. Dupasquier a signalé l'action *sédative* de l'eau minérale sur la circulation et la respiration.

Astrié admettait que les eaux sulfureuses *adventives* pouvaient avoir un effet *sédatif* sur les mouvements du cœur. Et dans tout ceci il n'est pas question de confondre l'action du calorique avec celui de la minéralisation. M. Gerdy assure que les bains alcalins, comme les bains simples, ne produisent pas sur le pouls des effets analogues à ceux d'Uriage.

C'est à 34° que ses expériences ont été faites; c'est une température faible pour des bains minéraux.

Enfin Astrié, dans son Mémoire inédit, couronné par la Société de médecine de Toulouse en 1853, accorde que l'eau *froide* de Labassère, prise seulement *en boisson*, accélère ordinairement le pouls et n'entraîne pas de diminution *immédiate* de sa fréquence ; mais que cette diminution, quand elle a lieu, s'opère très-lentement. Malgré ces réticences, la dépression du pouls a donc été observée et elle peut se produire par le seul fait de l'ingestion d'une eau sulfureuse froide. Ce fait est important à enregistrer.

J'ai commencé des expériences comparatives avec les bains sulfureux artificiels qui m'ont donné des indices de sédation assez marquée sur le pouls ; je me propose de les continuer, ainsi qu'au moyen de bains simples et alcalins.

L'altitude de Baréges peut avoir une influence sur la circulation comme elle en a une manifeste sur la respiration et sur l'amplitude de la poitrine, ce que nous avons constaté et publierons plus tard ; nous étudierons aussi l'état du pouls sur les personnes étrangères qui habitent Barèges temporairement et n'y prennent pas de bains.

La température du corps humain suit-elle les oscillations du pouls ?

L'eau prise seulement en boisson, les sources à température et à minéralisation diverses de la station de Barèges ont-elles les mêmes effets que les bains de piscine ?

Combien de temps dure l'action sédative des eaux et à quelle époque, après la suspension du traitement thermal, le pouls reprend-il son type normal ?

Ce sont là des données sur lesquelles nous serons prochainement édifiés.

Est-il possible de donner une explication satisfaisante des phénomènes observés par nous ? Peut-on les mettre d'accord avec les idées qui règnent actuellement sur la médecine en général et sur le dynamisme des eaux sulfureuses ?

Nous essaierons de répondre à ces deux questions, pour épuiser notre sujet ; en attendant que notre théorie, mieux fixée sur ses bases, puisse triompher de toutes les objections.

Dans l'étude des eaux sulfureuses, on s'attache surtout à l'action du soufre, qui sert à les caractériser, cela vient des impressions primitives que la science n'a pas encore songé à secouer. L'odeur de soufre plus ou moins prononcée de ces eaux a suffi pour les faire nommer empiriquement sulfureuses, et cette classification a été adoptée tout d'abord sans contrôle. En examinant les analyses faites par nos habiles chimistes, on est tout étonné de voir que le principe sulfureux ne prédomine pas dans leur composition.

Parmi les substances composées, c'est le silicate de soude qui l'emporte de beaucoup, puis le chlorure de sodium; le sulfure de sodium ne vient qu'en troisième ligne et encore, sur les lieux d'emplois, il a subi une transformation et est passé à l'état de sulfite et d'hyposulfite de soude, comme il résulte des dernières recherches faites à Barèges par M. Filhol.

Parmi les substances simples la soude tient le premier rang, puis l'acide silicique, puis le chlore, puis enfin le soufre en minime proportion. Chimiquement parlant ces eaux devraient donc être appelées : *alcalines-sodiques.*

Pour être bien fixé sur leur action physiologique et thérapeutique, il faudrait rechercher l'influence du silicate de soude et du chlorure de sodium sur les fonctions vitales, leurs propriétés curatives et les comparer avec les effets produits par les eaux dites sulfureuses.

Il faudrait savoir aussi sous quelle forme ces substances sont absorbées et agissent sur les organes sains et malades, sur les fonctions normales ou déviées.

On voit combien sont nombreuses les inconnues de ce problème complexe de l'action des eaux minérales et combien il est urgent d'y porter le scalpel scientifique, œuvre à peine ébauchée depuis quelques années

Le soufre a des propriétés excitantes manifestes, on était parti de là pour admettre la stimulation comme conséquence de l'usage des eaux sulfureuses. C'est une erreur, ces eaux ne sont pas excitantes, et ce n'est pas le soufre qui agit en elles, la quantité qu'elles en contiennent est insignifiante, l'absorption de ce principe est à peu près nulle, ce qui explique pourquoi la recherche de cet élément dans les urines est à peu près infructueuse.

Le soufre est excitant , mais les sulfites et les hyposulfites de soude sont hyposthénisants et c'est sous cet état principalement qu'à Barèges les eaux sont minéralisées sur les lieux d'emploi et surtout à la piscine.

Il résulte des recherches de Wœhler et de Liebig que l'hyposulfite et le sulfite de soude agissent sur le sang en lui enlevant une partie de son oxygène.

M. Lambron pense que c'est l'absorption de ces principes minéraux qui explique l'action sédative des eaux sulfureuses.

Astrié a démontré que les sels alcalins dissolvent la fibrine du sang et le rendent plus oxygéné, ce qui établit un antagonisme d'action entre eux et le principe sulfureux des eaux qui les contiennent les uns et les autres.

Il y a même des eaux sulfureuses hyposthénisantes , calmantes, antiphlogistiques , reconnues telles par tout le monde (source Barzun , source de Saint-Sauveur) , qui ont une minéralisation soufrée plus accentuée que quelques sources de Barèges qui passent pour excitantes.

Il faut donc s'entendre sur l'excitation produite par les eaux. Pour nous, il faut la diviser en plusieurs espèces bien distinctes, qu'on peut résumer dans le tableau suivant :

Excitation produite par les eaux
- locale
  - externe-topique.
  - interne-substitutive.
- générale
  - nerveuse ou physiologique.
  - pathologique ou fébrile.

La première, locale, externe, topique s'exerce sur la peau en général, et produit ce qu'on appelle la poussée thermale, ou se borne à modifier les dermatoses et autres altérations de l'enveloppe cutanée ; l'autre, par action élective, s'attache à un organe ou à un tissu malade , réveille sa tonicité , fait passer les accidents pathologiques de l'état chronique à l'état subaigu pour en déterminer la guérison, ou bien déplace la maladie et la transforme en une entité morbide plus simple , ou plus facilement curable. La sagacité du médecin des eaux s'exerce à rechercher les aptitudes spéciales de chaque source pour produire ces phénomènes de substitution sur tel or-

gane ou sur telle série de maladies. Une condition essentielle
dans l'efficacité de ces phénomènes, c'est de se passer en si-
lence et sans réaction générale.

L'excitation générale, qui porte sur l'économie tout en-
tière, est surtout reprochée aux eaux sulfureuses comme nui-
sible, comme ne s'adaptant pas à toutes les idiosyncrasies, à
tous les tempéraments ; de là l'exclusion des établissements
thermaux d'une foule d'individus ou d'accidents morbides,
qui sont censés ne pouvoir les aborder sans danger.

Il y a encore là une confusion. L'excitation générale existe;
mais elle se divise en deux genres bien séparés. La première,
nerveuse, constante, est physiologique, bienfaisante; elle
n'est jamais congestive, inflammatoire. Pour la combattre,
lorsqu'elle est trop vive, on emploie avec succès les anti-
spasmodiques et les narcotiques; c'est elle qui réveille les
fonctions générales de nutrition, qui préside aux crises sa-
lutaires qu'on observe si fréquemment pendant les cures thermales, et dont les plus communes se traduisent par des altérations de quantité ou de qualité dans les urines et les sueurs;
c'est elle qui, poussée à son summum, produit chez les baigneurs ces lassitudes, ces courbatures, ces maux de tête, ces
embarras gastriques, ces diarrhées ou ces constipations, ces
agitations nocturnes, ces insomnies, etc., dont ils se plai-
gnent si fréquemment. Ces accidents doivent être surveillés
de près, car ils peuvent devenir pathologiques, et alors ils
rentrent dans la deuxième espèce d'excitation, celle qui doit
être évitée. Cette dernière, confondue ordinairement avec la
précédente, n'est jamais la conséquence d'une cure bien dirigée ; elle provient toujours de l'abus des eaux ou de leur
application intempestive; elle est aussi très-souvent la suite
des excès ou des imprudences des baigneurs.

Pour moi, la fièvre thermale n'existe pas ; cet accident est
toujours lié à un état pathologique provoqué par l'abus des
eaux, les écarts de régime ou les influences climatériques.

L'excitation générale nerveuse est donc nécessaire, utile;
mais elle doit être modérée. Poussée trop loin, elle peut don-

ner lieu à des phénomènes congestifs et en imposer sur le rôle sédatif des eaux sulfureuses.

En effet, on ne comprendrait pas une excitation du système nerveux, sans une agitation consécutive des mouvements circulatoires; ces derniers étant sous la dépendance directe de l'incitation nerveuse. Seulement, il semble que les eaux sulfureuses aient une action élective sur l'appareil nerveux, qui préside aux fonctions de nutrition, pour les régulariser; et une action perturbatrice sur les nerfs de la vie de relation.

La conséquence pratique de tout ceci, c'est que les personnes nerveuses, irritables, sont celles qui supportent le moins bien les eaux thermales sulfurées, et que les individus sanguins et même pléthoriques peuvent les fréquenter sans inconvénient, si leur cure est bien dirigée.

Enfin, l'excitation thermale doit être distinguée en excitation vasculaire sanguine immédiate et passagère, qui accompagne ou suit le bain, et en sédative consécutive et prolongée, qui est le véritable effet de la cure.

Continuons notre démonstration.

Nous avons vu que les principes minéralisateurs des eaux sulfureuses, sulfites et hyposulfites de soude, pouvaient expliquer l'action sédative observée. Quel est l'effet du calorique considéré isolément? Il agit dans le même sens. L'opinion de plusieurs hydrologues de grand mérite, est que le calorique des eaux explique leur action hyposthénisante sur le pouls.

M. Lebret, secrétaire général de la Société d'hydrologie médicale de Paris, qui a exercé à Uriage, et est actuellement médecin inspecteur à Barèges, est de cet avis.

On sait qu'un bain chaud produit une excitation immédiate de la circulation, qui est suivie d'une réaction en sens contraire qui se traduit par un ralentissement du mouvement circulatoire; un bain frais produit des résultats tout opposés.

Il y a peu de temps que les actions du calorique, en plus ou en moins, ont été mises en lumière; c'est Trousseau qui le premier en préconisa l'application thérapeutique.

Pour combattre les inflammations , il faut donc employer le calorique en excès, par applications courtes et intermittentes, de façon à produire une réaction antiphlogistique prononcée. De même, le froid sera excitant si on n'en prolonge pas l'usage. Les effets contraires seront obtenus par l'application permanente de la glace ou de la chaleur ; mais cela ne peut avoir lieu que sur des parties restreintes, l'emploi généralisé et prolongé de ces agents étant inapplicable et dangereux.

Nous touchons là, on le voit, aux problèmes les plus ardus de la thérapeutique générale.

Quant à la théorie de M. Scoutetten, qui attribue l'excitation produite par les eaux minérales au développement des courants électriques, elle est minée par nos expériences et par l'opinion de M. Lambron , que M. Gigot-Sourd a cherché à mettre en contradiction avec lui-même. Il est vrai que le célèbre praticien de Luchon attribue à l'électricité une excitation purement nerveuse qui n'exclut pas, comme nous l'avons vu , la sédation de la circulation qui reste un fait incontestable et distinct.

Ainsi donc , la minéralisation et le calorique agissent de concert pour produire les résultats que nos expériences révèlent.

Il serait intéressant aussi de savoir si le climat de Barèges a une influence parallèle ou opposée à celle des eaux.

Si l'on pouvait démontrer que la station de Barèges , par son altitude , est à la fois excitante du système nerveux et sédative de la circulation , on expliquerait l'efficacité suprême de ces thermes par l'action convergente des eaux et de climat.

Nous essaierons plus tard de démontrer ce théorème.

Nos expériences prouvent que les bains de Barèges agissent à la façon de la digitale, d'où leurs bons effets dans le rhumatisme et ses complications.

Avec des idées préconçues, on ne voit pas ou on néglige des faits qui contrarient les théories adoptées. Ainsi , avec la théorie de l'excitation, les maladies organiques du cœur doivent s'aggraver à Barèges ; il n'en est rien cependant. Avec la théorie de la sédation, elles doivent s'améliorer ; c'est ce qui arrive, en effet, pour certaines d'entre elles qui sont susceptibles de s'amender par la régularisation des fonctions circulatoires. J'ai déjà réuni quelques cas de ce genre, et qui seraient plus nombreux si l'on ne renvoyait pas immédiatement, de par le Règlement, tous les individus porteurs d'affections organiques du cœur.

Quant aux personnes prédisposées aux congestions pulmonaires ou encéphaliques, elles doivent être exclues de Baréges, l'altitude aidant singulièrement au développement de ces manifestations morbides, comme nous en voyons tous les ans des exemples, quelquefois mortels, sur des individus étrangers ou du pays qui ne prennent pas de bains. Les hémorrhagies sont également très-fréquentes par la même cause, c'est-à-dire par la diminution de la pression atmosphérique.

Pour en revenir à nos eaux, elles sont véritablement antiphlogistiques. Nous possédons aussi quelques faits qui prouvent que les plaies, blessures, contusions, entorses, etc., récentes, sont rapidement améliorées par l'application énergique de nos bains et de nos douches.

M. Duplan, dans ses excellents Mémoires, a cité quelques cas de ce genre. En remontant à l'origine de l'emploi thérapeutique des eaux, on voit que les premiers expérimentateurs, les bergers de ces montagnes, qui ont conservé la tradition primitive, n'hésitent pas à soumettre à la médication thermale toutes les blessures récentes ; et c'est pour des accidents semblables, guéris rapidement, que la vertu miraculeuse des eaux a été proclamée. Ce n'est donc que plus tard, et par raisonnement, que l'on s'est déterminé à n'envoyer aux eaux thermales que les lésions chroniques, les affections aiguës en étant exclues théoriquement. Cependant, on est déjà revenu de la prétendue fonte du cal par l'action des eaux dans les fractures de fraiche date. On reviendra également sur d'autres erreurs fondamentales.

Il se présenterait bien encore, pour compléter notre travail, quelques questions incidentes sur la durée du traitement thermo-sulfureux. Faut-il attendre que le pouls cesse de descendre? lorsqu'il remonte un peu , est-ce un indice de saturation? faut-il arriver jusque-là? C'est sans doute suivant l'effet qu'on se propose de produire. Ce serait là l'objet d'une étude tout à fait nouvelle, et dans laquelle la montre serait, en quelque sorte, le thermomètre de la cure.

L'on voit combien sont nombreuses , variées et étendues , les conséquences du fait pratique que nous dévoilons aujourd'hui. Sont-elles toutes légitimes , le temps nous l'apprendra.

Dès à présent , nous pouvons conclure que la théorie de l'excitation a fait son temps.

Si l'on veut bien croire, avec M. Pidoux, que les eaux agissent , non en détruisant le principe du mal, mais en mettant l'économie en état de réagir avec succès contre les influences morbides qui l'assiégent, on nous permettra peut-être de poser une nouvelle formule qui répond mieux aux données révélées par nos expériences.

Pour nous, l'action des eaux sulfureuses thermales pourrait se définir ainsi :

Relever l'action vitale par l'excitation nerveuse, calmer les processus pathologiques en régularisant et modérant la circulation.

Toulouse , Impr. Douladoure; Rouget Frères et Delauaut, success'', rue St-Rome, 39.

Imprimé en France
FROC032124200120
23228FR00021B/462/P